Recetas Aumento Testosterona

Francisco Alcaina

Recetas Aumento Testosterona

Published by Francisco Alcaina

Este libro se lo dedico a todos los hombres que han sufrido de este problema y han decidido dejarlo atrás definitivamente.

No puedo dejar de agradecer a mi pareja su apoyo durante el problema y la gran ayuda psicológica que me aportó.

La felicidad actual compensa el esfuerzo realizado.

Muy grato a mis hijos Irene y Gerard por su comprensión y cariño.

Tabla de contenidos

Introducción

En este libro tenemos la solución, una forma de curar su bajo nivel de testosterona para siempre. Y el programa no sólo funciona para las personas con disfunción eréctil. Funciona en cualquier hombre que siente una pérdida de vitalidad y fuerza y quiere sentirte, de nuevo, como un "verdadero hombre".

Si usted piensa que la testosterona baja puede ser la causa de su disfunción eréctil y la razón de los cambios en su salud emocional y de la pérdida de energía y vitalidad, ahora se puede sentir mejor, más fuerte, y como antes siguiendo el programa de Aumento Natural de Testosterona.

Sentirse de nuevo como cuando era un adolescente.

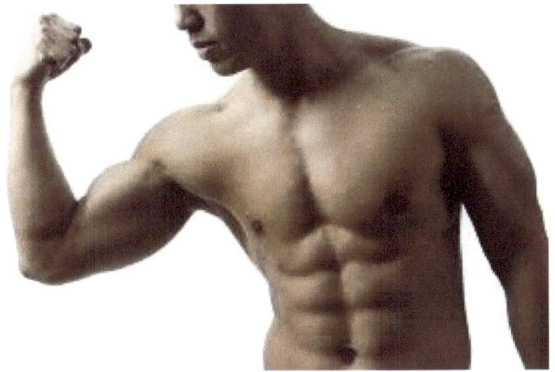

Siguiendo estas recetas, usted **aumentará sus niveles de testosterona en 14 días**, mediante la adición de una serie de alimentos y eliminando algunos de su dieta diaria, no se trata de hacer un tratamiento, debe cambiar sus hábitos de alimentación.

Todas las sugerencias que figuran en estas recetas están respaldadas por extensas investigaciones médicas.

¡Comience hoy mismo a recuperar su hombría!

Recetas para Aumentar los Niveles de Testosterona

Ya que los alimentos y nutrientes que usted introduce en su cuerpo son de suma importancia en el control de sus niveles de testosterona, hemos incluido varias recetas que le ayudarán a aumentarlos. Estas recetas son deliciosas y aumentarán sus niveles de testosterona naturalmente. Contienen muchos de los ingredientes descritos anteriormente, para aumentar naturalmente la producción de testosterona.

Desayuno

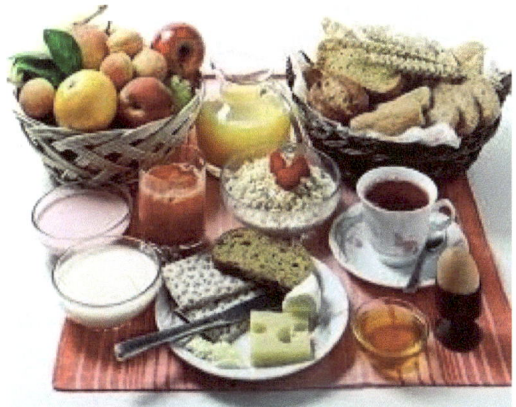

Batido de Desayuno

50 gramos de mantequilla de leche orgánica

50 gramos de proteína en polvo, sin desnaturalizar

4 huevos enteros orgánicos

1 cucharada de aceite de oliva extra virgen

1 cucharadita de jengibre en polvo

1 cucharada de Ashwagandha en polvo (o alguna otra hierba de aumento de la testosterona)

5 decilitros de leche cruda o, en su caso nata (si usted no puede obtener leche cruda, leche entera)

Vainilla orgánica (al gusto)

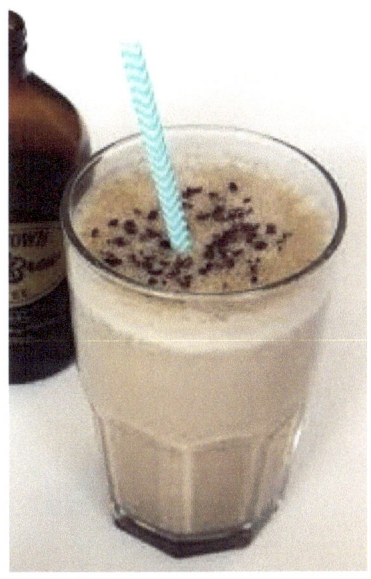

Mezclar todos los ingredientes en la licuadora y beber

Tortilla de Frijoles

2 cucharadas de cilantro fresco picado

¼ cucharadita de sal

4 claras de huevos grandes

1 huevo grande entero

½ taza de frijoles negros enlatados, lavados y escurridos

¼ taza de cebolletas picadas

¼ taza (1 onza) de queso cheddar descremado
desmenuzado

¼ taza de salsa embotellada

Spray para cocinar

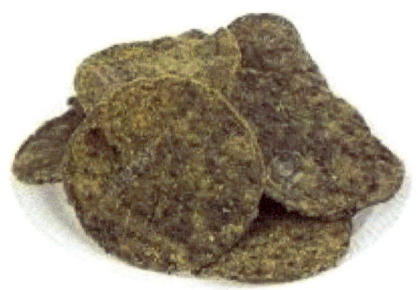

Mezclar los 4 primeros ingredientes en un tazón mediano, revolviendo con un batidor.

Mezclar los frijoles, cebolla, queso y salsa en un tazón mediano.

Calentar una sartén antiadherente mediana, con el aerosol de cocina, a fuego medio.

Vierta la mezcla de huevo en la sartén; deje que se cocine ligeramente.

Incline la sartén y levante cuidadosamente los bordes de la tortilla con una espátula; permita que la parte cruda fluya debajo de la porción ya cocinada.

Cocinar 3 minutos; voltear la tortilla.

Colocar los frijoles en la mitad de la tortilla.

Soltar cuidadosamente la tortilla de la sartén con una espátula; doblar por la mitad.

Cocinar 1 minuto o hasta que se derrita el queso.

Deslizar la tortilla en un plato; cortar por la mitad.

Tortilla de Espinacas

2 huevos

1 taza de hojas de espinacas baby

1 ½ cucharadas de queso parmesano rallado

1 pizca de jengibre en polvo

1 cucharadita de cebolla en polvo

Sal y pimienta al gusto

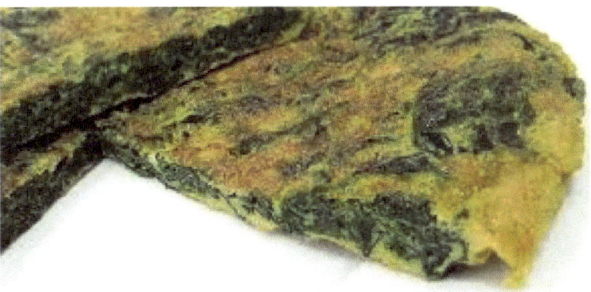

En un bol, batir los huevos y agregar las espinacas y el queso parmesano.

Condimentar con cebolla en polvo, nuez moscada, sal y pimienta.

En una sartén pequeña, con spray de cocina y a fuego medio, cocinar la mezcla de los huevos unos 3 minutos, hasta que se cocine parcialmente.

Voltear con una espátula y continuar la cocción 2 o 3 minutos.

Reducir el fuego y continuar la cocción 2 o 3 minutos, o hasta el punto deseado de cocción.

Mezcla de Semillas de Lino

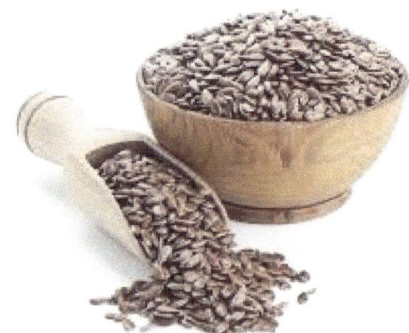

Mezclar las semillas de lino con su desayuno favorito, como yogur, en la masa de tortitas, avena, o añadir a un batido.

Repollo y huevos revueltos

1 loncha de bacón, picado

2 huevos de gallina de granja, ligeramente
batidos

2 tazas de repollo finamente picado

Sal y pimienta, al gusto

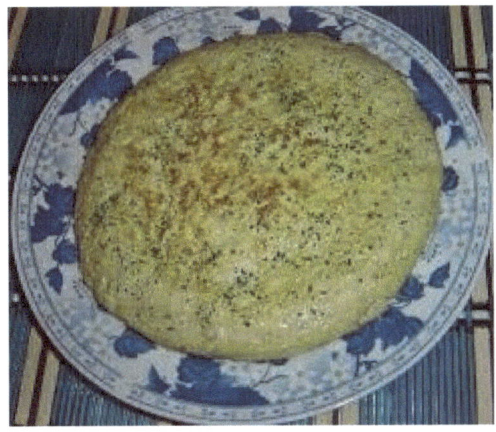

Calentar una sartén pesada (hierro fundido es ideal para
esto) y colocar el bacón.

Permitir salir algo de grasa del bacón.

Añadir el repollo rallado y sofreír durante un minuto con
el bacón.

Verter los huevos batidos sobre la col y el bacón, revolver
hasta que los huevos se hagan, al gusto.

Sazonar con sal y pimienta, al gusto.

Tortilla en Bolsa

2 huevos

2 lonchas de jamón dulce, picado

½ taza de queso Cheddar descremado

1 cucharada de cebolla picada

1 cucharada de pimiento verde picado

2 cucharadas de tomate picado

1 cucharada de salsa espesa

2 champiñones o setas frescas, cortados

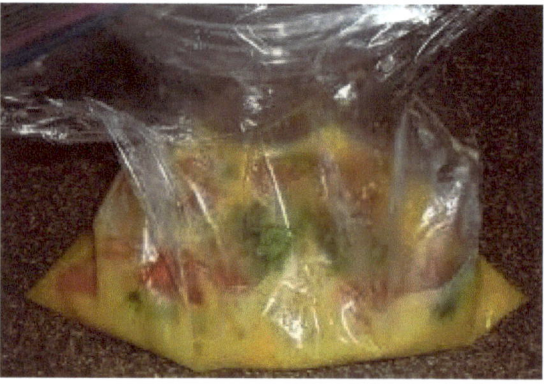

Romper los huevos en una bolsa de congelar/cocinar grande.

Extraer la mayor parte del aire y sellar.

Agitar o presionar para batir los huevos.

Abrir la bolsa y añadir el jamón, queso, cebolla, pimiento verde, tomate, salsa y champiñones o setas.

Extraer todo el aire que pueda y sellar la bolsa.

Poner una olla grande de agua a hervir.

Colocar hasta 8 bolsas a la vez en el agua hirviendo.

Cocinar por exactamente 13 minutos.

Abrir la bolsa y dejar que la tortilla caiga sobre un plato.

La tortilla debe caer fácilmente.

Tortilla de Gambas

1 cebolla picada

1 diente de ajo, picado

½ taza de champiñones/setas cortadas

¼ taza de pimiento verde picado

12 gambas medianas; peladas y sin venas

5 huevos

½ taza de leche

1 cucharadita de curry en polvo

Sal y pimienta al gusto

1 cucharada de aceite de oliva

1 taza de queso Cheddar descremado

1 tomate picado

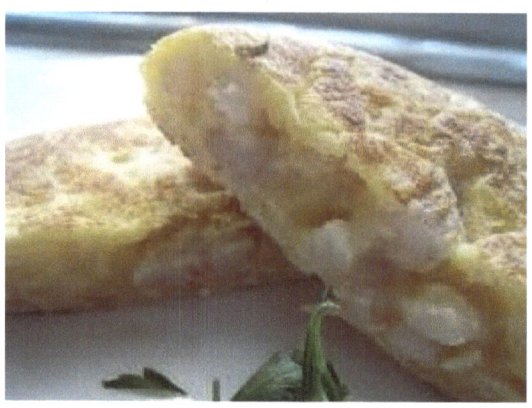

En una sartén antiadherente mediana a fuego medio, cocinar la cebolla, ajo, champiñones /setas y el pimiento hasta que estén blandos, en unos 5 minutos mezclar las gambas y cocinar hasta que estén opacas.

Retirar del fuego, y reservar.

En un tazón mediano, batir juntos los huevos y la leche.

Mezclar el curry, sal y pimienta al gusto.

Calentar el aceite de oliva en una sartén a fuego medio.

Verter la mezcla de huevo y cocinar 5 minutos o hasta que esté a su gusto.

Colocar encima el queso Cheddar, tomate, cebolla y la mezcla de las gambas.

Doblar la tortilla sobre el relleno y servir caliente.

Batido de Banana, Arándanos y Semillas de Lino

½ taza de arándanos frescos o congelados

1 banana/plátano mediano

8 onzas de leche de almendras

Jugo de ½ limón

1 cucharadita de aceite de semillas de lino

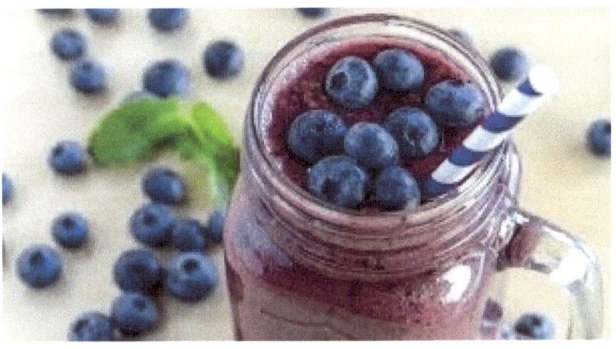

Colocar los ingredientes en la batidora y mezclar

Huevos Rancheros con Germen de Trigo

6 tomates ciruela, cortado en cuartos

13

1 jalapeño, sin semillas y cortado en cuartos

1 diente de ajo

1 taza de cebolla blanca cortada

2 cucharadas de aceite de oliva

½ cucharadita de sal

¼ cucharadita de pimienta (o al gusto)

2 cucharaditas de vinagre de vino tinto

8 cucharaditas de Germen de Trigo Tostado

½ taza de queso Monterey Jack (o similar)
descremado

8 tortitas de maíz

8 huevos

Salsa picante, al gusto

8 cucharaditas de cilantro fresco picado, para
decorar

8 gajos de limón, para decorar

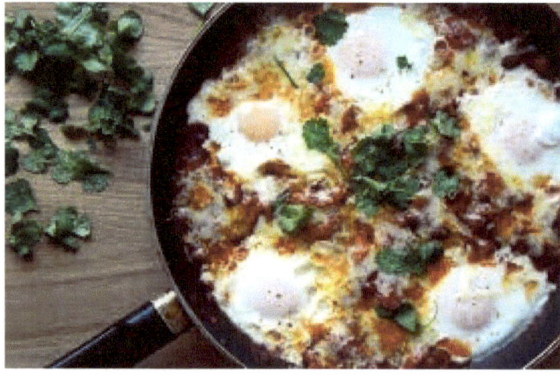

Precalentar el horno a una temperatura de 220°C.

En un tazón grande, mezclar los tomates, jalapeño, ajo y cebolla.

Agregar 1 cucharada de aceite de oliva, sal y pimienta al gusto.

Transferir a una lámina de papel de horno y hornear durante 20 minutos, hasta que las verduras estén hechas.

Retirar la verdura del horno y colocar en el procesador de alimentos; añadir el vinagre de vino tinto y triture hasta lograr la consistencia homogénea o deseada.

Transferir para un tazón y reservar hasta que esté listo para usar.

(Nota: La salsa se puede hacer con 2 días de anticipación y calentar antes de pasar al siguiente paso).

Precalentar el horno a una temperatura de 180°C.

Envolver las tortitas de maíz en papel de aluminio y calentar en el horno durante unos 3 minutos.

Una vez caliente, quitar el papel aluminio y colocar las tortillas en dos placas de cocción.

Colocar en cada tortita aproximadamente 3 cucharadas soperas de la salsa y espolvorear con 1 cucharadita de germen de trigo y 1 cucharada de queso rallado.

Colocar en el horno hasta que los huevos estén listos, a su gusto.

En una sartén grande antiadherente calentar 1 ½ cucharadas de aceite de oliva a fuego medio-alto.

Dependiendo del tamaño de su sartén, colocar de 2 a 4 huevos y cocinar durante 1 a 2 minutos.

Voltear los huevos y cocinar de 1 a 2 minutos o hasta el punto deseado.

Retirar los huevos del fuego.

Sacar las tortitas del horno y poner un huevo en la parte superior de cada una.

Repetir con los huevos restantes.

Servir inmediatamente con la salsa picante, cilantro y limón.

Gofres de Calabaza con Germen de Trigo

1 taza de Mezcla para Waffles/Gofre

½ taza de Germen de Trigo crujiente con miel

¾ taza de suero de leche bajo en grasa

¼ taza de calabaza en conserva

3 cucharadas de aceite vegetal

½ cucharadita de canela

1 huevo

2 cucharadas de azúcar moreno

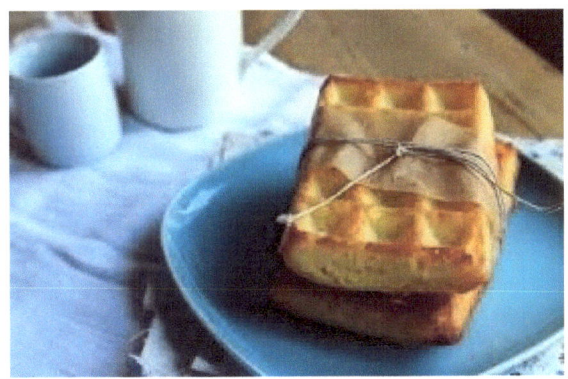

Precalentar la plancha de waffles/gofres.

Si se utiliza una plancha de waffles/gofres antiadherente, no es necesario usar aceite.

Si se utiliza una que requiere aceite, seguir las instrucciones del fabricante.

En tazón grande, mezclar todos los ingredientes hasta que se mezclen.

Colocar 1/3 de la masa en el centro de la plancha de waffles precalentada, cerrar la tapa y cocinar de 3 a 5 minutos o según las instrucciones del fabricante de la plancha.

Con cuidado, con un tenedor, retirar el gofre de la plancha.

Servir los gofres con sirope de arce, mermelada o un poquito de azúcar en polvo.

Nota: Mientras se cocinan los otros waffles,
Mantener calientes los waffles preparados en el horno a 100°C.

Almuerzo

Ensalada de Huevos y Champiñones/Setas

Preparar 4 huevos bien cocidos, picados.

Freír 2 tazas de setas en rodajas y 1 taza de cebolla picada en 1/3 taza de aceite de oliva.

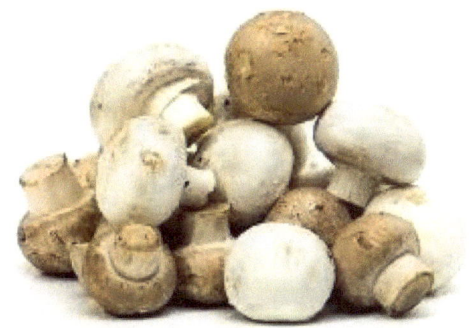

Mezclar con los huevos, 3 cucharadas de crema agria, perejil picado y sal y pimienta.

Servir sobre tostadas de centeno.

Atún crujiente

1 rebanada de pan de sésamo germinado

2 onzas de atún enlatado en agua

2 cucharadas de semillas de girasol

1 loncha de queso provolone

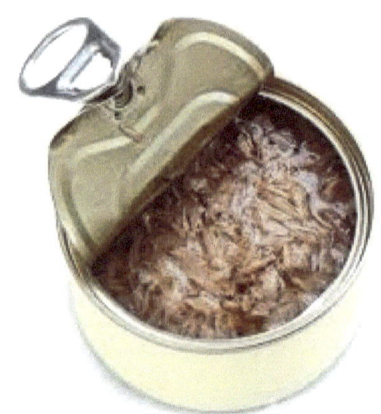

Tostar ligeramente el pan y luego colocar encima el atún, las semillas de girasol y el queso.

Colocar en una parrilla o en un horno, para calentar el atún y derretir el queso.

Ensalada Verde con Nueces y Semillas

Aderezo:

2 cucharadas de jugo de limón (de 1 limón)

1 cucharada de vinagre balsámico

1 cucharada de mostaza

½ cucharada de sal

2 cucharadas de aceite de oliva

1 cucharada de jugo de naranja

1/8 cucharada de pimienta negra recién molida

Ensalada:

2 corazones de lechuga romana en trozos
pequeños

2 tazas de hojas de espinacas baby

1 ½ onza de queso feta, desmenuzado

1 paquete de tomates cereza, partidos por la
mitad

½ paquete de mitades de nuez, tostadas y
picadas

¼ paquete de semillas de girasol tostadas sin sal

¼ paquete de piñones tostados

Preparar el aderezo:

Mezclar el jugo de limón, vinagre, mostaza y sal en un
frasco con tapa.

Tapar y agitar para disolver la mostaza y la sal.

Agregar el aceite, jugo de naranja y la pimienta.

Tapar y agitar bien.

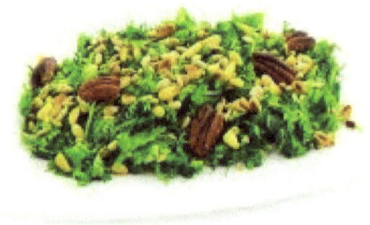

Preparar la ensalada:

Mezclar todos los ingredientes de la ensalada en un tazón grande.

Verter el aderezo sobre la ensalada y mezclar con cuidado.

Ensalada de Atún y Nueces

1 (150 gramos) lata de atún de carne blanca o
bonito (en un solo trozo), envasado al agua

1 tallo de apio grande, picado

4 rábanos picados

1 cucharada de cebolla roja picada

½ manzana Smith, picada

2 o 3 cucharadas de perejil picado

2 cucharadas de zumo de limón

3 o 4 cucharadas de mayonesa light

¼ taza de nueces de California picadas,

ligeramente tostadas

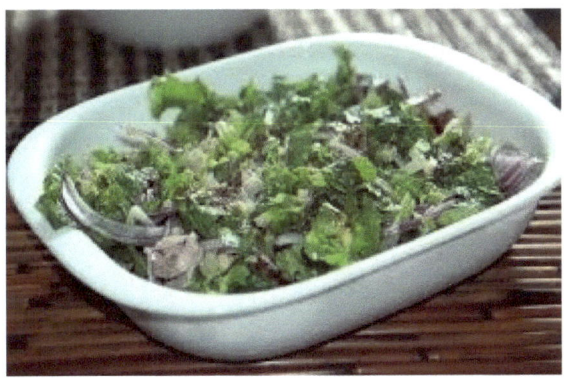

Colocar el atún en un recipiente y separar las láminas con un tenedor.

Añadir los ingredientes restantes y mezclar bien.

Sándwich de Tomate, Aguacate y Lechuga

Hacer un sándwich con rodajas de aguacate, mayonesa, lechuga, tomate, pepino y pan de grano integral

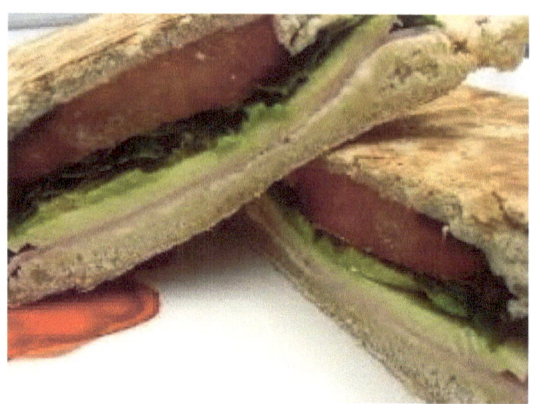

Ensalada de Pollo a la Plancha con Aguacate y Mango

2 cucharadas de aceite de oliva

2 cucharadas de jugo de limón natural

2 cucharadas de chutney de mango

1 cucharada de salsa de soja baja en sodio

3/4 cucharadita de jengibre fresco pelado rallado

4 mitades de pechuga de pollo sin piel, sin huesos

Spray para cocinar

8 tazas de mezcla de lechugas

1 taza de dados de mango pelado

3/4 taza de dados de aguacate

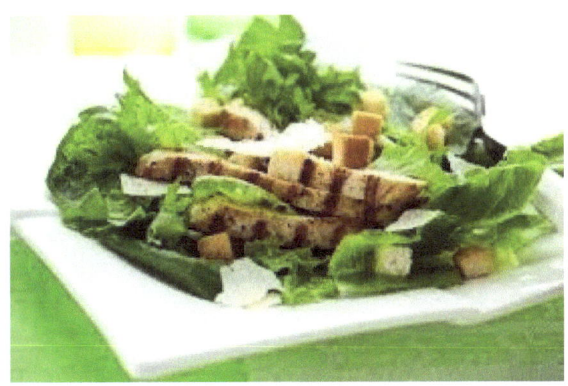

Mezclar el jugo de limón, salsa picante, salsa de soja y jengibre en un tazón pequeño.

Colocar el pollo en un plato grande y rociar con 2 cucharadas de la mezcla sobre el pollo, reservando el resto para la ensalada.

Dar la vuelta al pollo para rociar y dejar reposar 5 minutos.

Colocar el pollo en la parrilla con aceite en aerosol; unos minutos por cada lado o hasta que el pollo está listo, rociar con la mezcla la placa antes de dar la vuelta al pollo.

Cortar el pollo transversalmente en tiras.

Repartir las lechugas, el mango y el aguacate en 4 platos.

Disponer el pollo sobre las lechugas.

Rociar con la mezcla reservada sobre la ensalada.

Ensalada de Filete

1 libra de falda de res, cortada

¾ cucharadita de sal

¼ cucharadita de pimienta negra

Aerosol de Cocina

1 cucharada de aceite de oliva extra virgen

1 cucharada de vinagre de sidra

1 cucharadita de mostaza de Dijon

6 tazas de lechuga, en trozos pequeños

1 taza de tomates cereza, partidos por la mitad

1 cebolla roja pequeña, picada finamente

¼ taza de trozos de queso azul

2 tiras de tocino de pavo, cocinado crujiente, desmenuzado

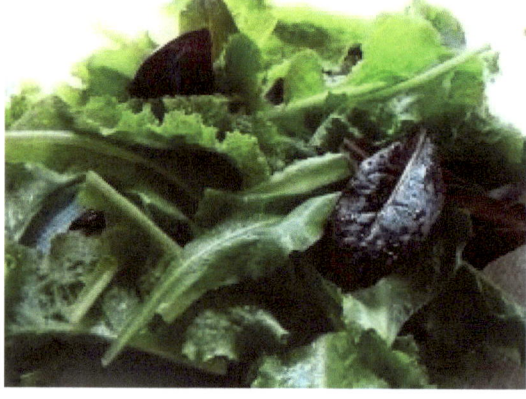

Espolvorear la carne con 1/2 cucharadita de la sal y la pimienta.

Rociar una sartén antiadherente con spray de cocina, a fuego medio-alto.

Colocar la carne y cocinar durante 5 minutos por cada lado o al gusto.

Transferir la carne a una tabla de cortar y dejar reposar 5 minutos.

Cortar los filetes en contra ángulo, en 12 tiras.

Mientras tanto, batir el aceite, vinagre, mostaza y ¼ cucharadita de sal en un recipiente grande.

Añadir la lechuga, los tomates y las cebollas y revuelva para cubrir bien.

Transferir la ensalada a un plato.

Cubrir con las rodajas de carne y espolvorear con el queso y bacón.

Servir inmediatamente.

Ensalada de Pollo y Aguacate

2 cucharadas de aceite de oliva

2 cucharadas de jugo de limón natural

3/8 cucharadita de sal kosher

1/8 cucharadita de pimienta negra recién molida

2 tazas de tiritas de pechuga de pollo, sin piel, sin hueso y cocinada

¼ taza de cilantro fresco picado

3/4 taza de salsa fresca refrigerada

1 aguacate maduro, pelado y picado

3 onzas chips tortita

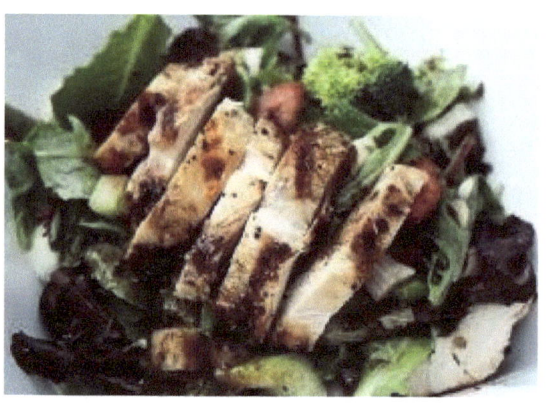

Mezclar los 4 primeros ingredientes en un tazón mediano, removiendo con un batidor.

Agregar el pollo y el cilantro; revolver para combinar.

Incorpore delicadamente en la salsa y aguacate.

Servir con chips.

Chile

Esta es una gran receta para preparar previamente y tener lista.

2 libras de bistec de pobre

1 cebolla mediana picada

3 o 4 dientes de ajo picados

2 (15 onzas) latas de frijoles rojos, enjuagados y escurridos

3 (8 onzas) latas de salsa de tomate

1 (12 onzas) botella cerveza negra

1 (14 onzas) lata de caldo de ternera

1 (6 onzas) lata de pasta de tomate

1 (4,5 onzas) lata chiles verdes picados

2 cucharadas de chile en polvo

1 cucharada de salsa Worcestershire

2 cucharaditas de comino molido

1 o 2 cucharaditas de pimienta roja molida

1 cucharadita de pimentón dulce

1 cucharadita de salsa picante

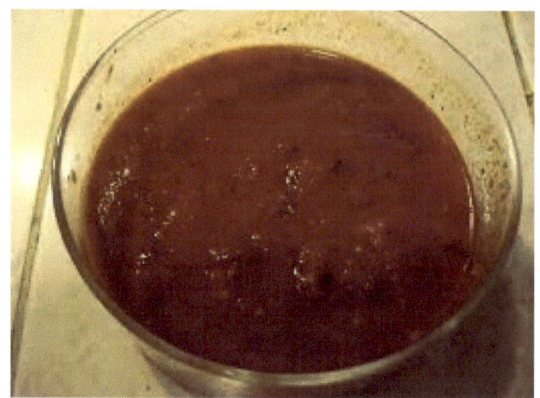

Guarnición: rodajas de jalapeños en escabeche.

Cocinar los 3 primeros ingredientes en una olla a fuego medio, revolviendo hasta que la carne se ablande y ya no esté de color rosa.

Escurrir muy bien.

Mezclar la carne, frijoles y los otros 11 ingredientes en la olla; poner a hervir.

Bajar el calor y cocinar a fuego lento durante 3 horas o hasta que espese.

Decorar si lo desea.

Envuelto de Atún Mediterráneo

2 (6 onzas) latas de pedazos atún en agua, bien escurrido

¼ taza cebolla roja finamente picada

¼ taza de perejil fresco picado

¼ taza de aceitunas picadas

3 cucharadas de aceite de oliva

½ cucharadita de ralladura de limón

2 cucharadas de zumo de limón natural

Sal

Pimienta negra molida

6 tazas de lechugas mixtas pre-lavadas
(aproximadamente 3 onzas)

4 panes de molde integral (aproximadamente 2
onzas cada uno)

2 tomates grandes en rodajas

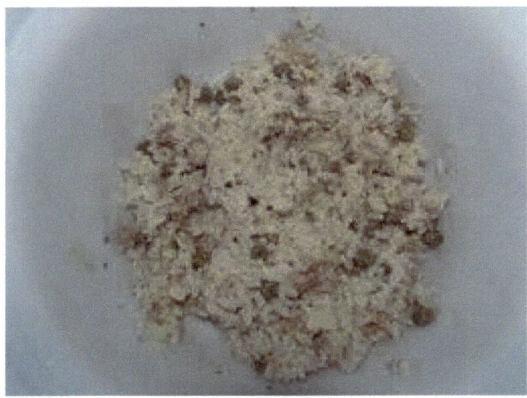

En un tazón mediano mezclar el atún, cebolla, perejil y las aceitunas.

En un tazón pequeño, batir juntos el aceite de oliva, ralladura, jugo de limón, sal y la pimienta.

Verter aproximadamente 2/3 del aderezo sobre la mezcla de atún y mezclar.

En otro recipiente, verter el resto del aderezo sobre las verduras y mezclar.

Colocar un poco de ensalada de atún sobre cada pedazo de pan.

Cubrir con 1 ½ tazas de verduras y unas rodajas de tomate.

Envolver el pan y servir.

Cena

Chuletas de Cerdo Asado con Calabaza y Col rizada

1 calabaza pequeña (alrededor de 2 libras), pelada, sin semillas y cortada en pedazos pequeños

¼ taza de hojas de salvia fresca

2 ½ cucharadas de aceite de oliva extra virgen

Sal kosher y pimienta negra molida

4 chuletas de cerdo con hueso (cada una de 2,5 cm de espesor, alrededor de 800 gramos en total)

2 dientes de ajo, finamente laminados

1 col rizada grande, sin los centros de las hojas y las hojas cortadas en trozos (aproximadamente 14 tazas)

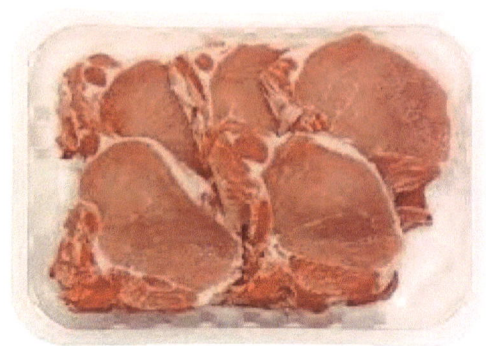

Calentar el horno a 220°C.

Sobre una bandeja de hornear grande, saltear la calabaza con la salvia, 1 cucharada de aceite, ½ cucharadita de sal y ¼ cucharadita de pimienta.

Cocinar, moviendo de vez en cuando, hasta que esté tierna, 30 a 35 minutos.

Cuando la calabaza se haya cocinado por 20 minutos, calentar 1 cucharadita del resto del aceite en una sartén grande a fuego alto.

Sazonar el cerdo con ½ cucharadita de sal y ¼ cucharadita de pimienta.

Cocinar hasta que esté dorado, 3 a 5 minutos por cada lado.

Transferir el cerdo a la bandeja del horno con la calabaza y asar hasta que el cerdo esté bien cocinado, de 6 a 8 minutos.

Mientras tanto, volver a poner la sartén a fuego medio y añadir el resto del aceite.

Añadir el ajo y cocinar, revolviendo, hasta que se dore, aproximadamente 30 segundos.

Añadir la col rizada, ¼ taza de agua y ¼ cucharadita de sal.

Cocinar, remover la col rizada y raspar cualquier trozo marrón en la parte inferior de la sartén, hasta que la col esté tierna, de 5 a 7 minutos.

Servir con la carne de cerdo y la calabaza.

Sopa Minestrón y Acelga

1 cucharada de aceite de oliva

1 cebolla mediana picada

2 dientes de ajo, picados

Sal gruesa y pimienta, al gusto

2 cucharadas de pasta de tomate

1 libra col rizada, sin tallos, hojas cortadas en trozos grandes

½ cucharadita de tomillo seco

½ cucharadita de escamas de pimienta roja

2 (19 onzas) latas de frijoles blancos, enjuagados y escurridos

1 (14 ½ onzas) lata de tomate entero, cortado en trozos

Queso parmesano rallado

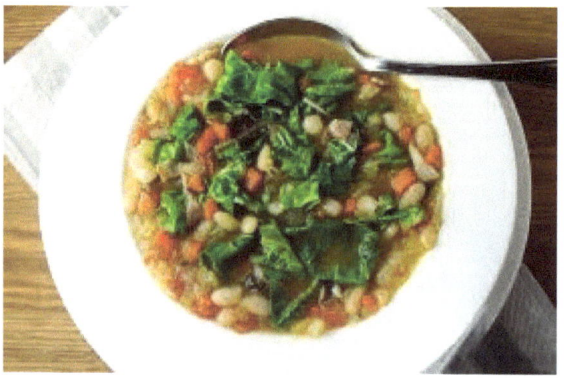

En un sartén grande, calentar el aceite, a fuego medio.

Añadir la cebolla y el ajo, sazonar con sal y pimienta.

Cocinar, revolviendo de vez en cuando, hasta que la cebolla comience a ablandar, de 5 a 6 minutos.

Agregar la pasta de tomate y cocinar, revolviendo, hasta que la cebolla esté recubierta, unos 30 segundos.

Agregar la acelga, el tomillo y las escamas de pimienta roja.

Cocinar, revolviendo hasta que la acelga comience a ablandar, de 2 a 4 minutos.

Colocar ¼ de frijoles en un recipiente y amasar con la parte posterior de una cuchara (esto ayudará a espesar la sopa).

Agregar los frijoles a la sartén, los tomates con jugo y 4 tazas de agua.

Llevar a ebullición, reducir el fuego, tapar y cocinar a fuego lento, hasta que todo quede tierno, de 10 a 15 minutos.

Sazonar con sal y pimienta y servir con parmesano rallado, si se desea.

Quiche de Setas, Acelgas y Cheddar

Para la Corteza

2 trozos de mantequilla sin sal, cortada en pequeños trozos y congelada hasta que esté firme

2 2/3 tazas de harina sin bromo, más la de la superficie

Sal gruesa

1 huevo grande, más 1 yema grande

¼ taza más 3 cucharadas de agua helada

Aceite vegetal en aerosol

Para el Relleno

3 cucharadas de mantequilla sin sal

1 libra de setas cremini, cortadas

Sal gruesa y pimienta, al gusto

2 dientes de ajo grande, picado

1 manojo de acelga (300 gramos), sin tallos, lavadas y cortadas en trozos grandes (8 tazas)

9 huevos grandes

3 ¼ taza de crema half-and-half

2 ½ tazas de cheddar blanco rallado (180 gramos)

Haciendo la Corteza:

Mezclar la mantequilla, harina y 1 cucharadita de sal en un procesador de alimentos hasta que se asemeje a una harina gruesa, con algunos trozos grandes.

Batir el huevo, la yema y el agua.

Mezclar la preparación de harina, incorporar la mezcla de huevo, hasta formar la masa.

Colocar la masa sobre un filme plástico; formar un rectángulo y envolver.

Refrigerar hasta que esté firme, por lo menos 1 hora.

Estirar la masa en un rectángulo de 14 por 21 pulgadas sobre una superficie enharinada.

Refrigerar hasta que esté firme, unos 15 minutos.

Cubrir una bandeja para hornear con spray de cocina.

Colocar masa en la bandeja.

Doblar el exceso hacia abajo, y pellizcar para formar una corteza que sobresalga 1,50 cm por encima del borde.

Refrigerar hasta que esté firme, unos 30 minutos.

Precalentar el horno a 280°C, con una rejilla en posición intermedia y la otra en el tercio inferior.

Alinear la masa en la hoja de hornear, presionar y dejar un voladizo de 5 cm en los lados.

Cubrir con alubias o garbanzos secos para que mantenga la forma.

Doblar la hoja sobre los bordes de la corteza.

Hornear en la rejilla inferior, girándola a media cocción, durante 40 minutos.

Quitar los granos y la hoja de hornear.

Hornear hasta que esté dorada y crujiente, de 15 a 17 minutos más.

Dejar enfriar un poco sobre una rejilla.

Reducir la temperatura del horno a 180 grados.

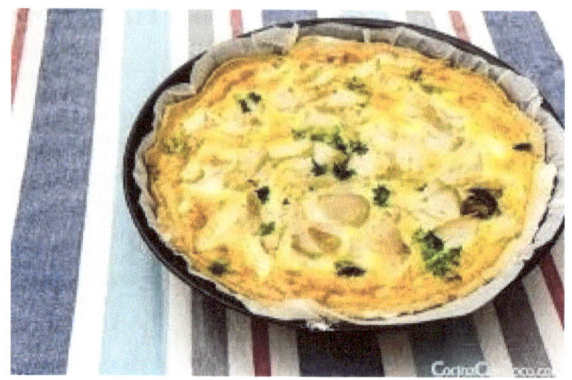

Preparando el Relleno:

Calentar 2 cucharadas de mantequilla en una sartén grande a fuego alto.

Cocinar las setas hasta que estén tiernas, unos 8 minutos (ajuste la temperatura si es necesario).

Condimentar con ½ cucharadita de sal y un poco de pimienta; reservar en un tazón.

Dejar enfriar la sartén.

Añadir la cucharada restante de mantequilla.

Cocinar el ajo a fuego suave, revolviendo con frecuencia, hasta que este dorado, alrededor de 1 minuto.

Agregar la acelga; condimentar con ½ cucharadita de sal y un poco de pimienta.

Cocinar con tapa, revolviendo ocasionalmente, hasta que esté tierna, unos 6 minutos.

Subir el fuego

Cocinar hasta que el líquido se evapore.

Mezclar las acelgas con los champiñones.

Dejar enfriar un poco.

Batir en un tazón los huevos con la crema half-and-half y 2 cucharaditas de sal.

Espolvorear 1 ¼ tazas de queso sobre corteza de la tarta.

Esparcir la mezcla de acelgas y setas encima.

Espolvorear con el queso restante.

Lentamente y de manera uniforme verter la crema sobre el queso y las verduras.

(No debe ser más que ¼ de pulgada en la parte superior de la corteza.)

Hornear en la rejilla media, girar a la mitad de la cocción, hasta que la crema esté cocinada, de 35 a 45 minutos.

Dejar reposar sobre una rejilla durante 15 minutos.

Cortar en cuadrados.

Servir inmediatamente.

Mero al Vapor con Col y Nueces

4 a 6 filetes de mero sin piel

3 cucharadas de aceite de oliva

Sal kosher y pimienta negra molida

1 limones, en rodajas

3 cucharadas de mantequilla sin sal

½ taza de nueces picadas

2 dientes de ajo grandes, picados

1 ½ libras de col rizada (alrededor de 8 tazas), sin tallos

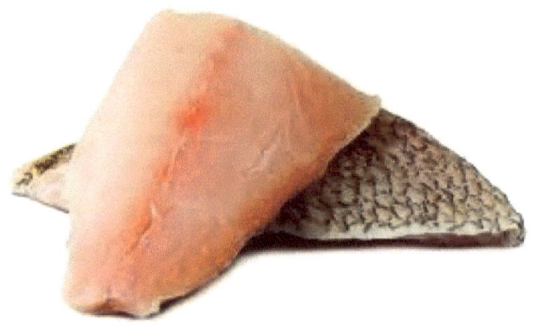

Precalentar el horno a 200°C.

Cubrir ambos lados del pescado con 1 cucharada de aceite.

Colocar en una sola capa en una bandeja de asar.

Sazonar con ½ cucharadita de sal y ¼ cucharadita de pimienta.

Colocar las rodajas de limón encima y asar hasta que el pescado esté opaco, unos 15 minutos.

Mientras tanto, en una sartén grande, derretir 2 cucharadas de la mantequilla a fuego medio.

Agregar las nueces.

Remover ocasionalmente hasta que se doren ligeramente, unos 3 minutos.

Retirar de la sartén y reservar.

Añadir a la sartén el ajo y las 2 cucharadas restantes de aceite y 1 cucharada de mantequilla.

Cocinar durante 30 segundos.

Añadir la col rizada, la taza de agua y la cucharadita de sal y revolver.

Cocinar con tapa, revolviendo ocasionalmente, hasta que esté tierna, unos 5 minutos.

Agregar las nueces.

Servir con el pescado.

Sopa de Frijoles Blancos y Col

2 cucharadas de aceite de oliva

4 dientes de ajo, picados

2 tallos de apio, en rodajas

1 cebolla grande picada

Sal kosher y pimienta negra molida

2 (15,5 onzas) latas de frijoles blancos,

enjuagados y escurridos

1 taza de pasta para sopa pequeña (4 onzas)

1 manojo de col rizada, sin tallos gruesos y hojas

cortadas en pedazos de unos 5 cm (8 tazas)

2 cucharadas de romero fresco picado

½ taza queso parmesano rallado (60 gramos),

más un poco de corteza (opcional)

1 cucharada de zumo de limón

1 hogaza de pan, caliente

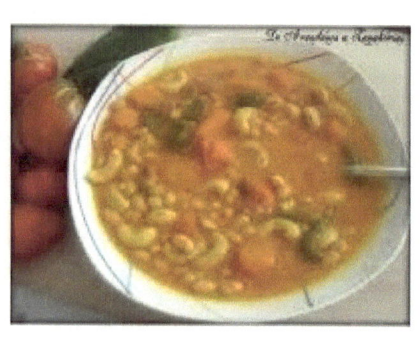

Calentar el aceite en una cazuela grande a fuego medio-
alto.

Añadir el ajo, apio, cebolla, 1 ½ cucharadita de sal y ½ cucharadita de pimienta y cocinar, revolviendo ocasionalmente, hasta que estén tiernos, de 4 a 6 minutos.

Añadir los frijoles, pasta, col, romero, 8 tazas de agua y la corteza de queso parmesano (si se usa).

Tapar y llevar a ebullición.

Reducir el calor y cocinar a fuego lento hasta que la pasta y la col estén tiernas, de 4 a 5 minutos.

Retirar la corteza de queso parmesano.

Agregar el jugo de limón y espolvorear con las virutas de parmesano antes de servir.

Servir con el pan.

Solomillo de Cerdo con Salsa de Champiñones

450 gramos de lomo de cerdo, cortado

3/4 cucharadita de sal kosher, dividida

½ cucharadita de pimienta negra recién molida

2 cucharadas de aceite de oliva, divididas

1 (220 gramos) paquete de setas botón cortadas en rodajas

3 dientes de ajo picados

2 cucharadas de vinagre de vino blanco

1 taza de caldo de pollo sin grasa, bajo en sodio

¼ taza de crema agria

2 cucharaditas de mostaza de Dijon

3 cucharadas de perejil de hoja plana fresco picado

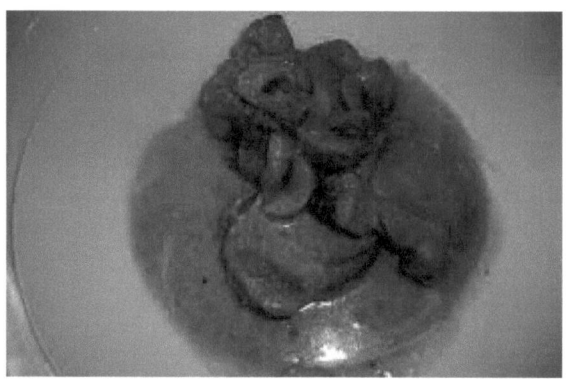

Colocar una pequeña asadera en el horno.

Precalentar el horno a 210°C.

Espolvorear el cerdo uniformemente con ½ cucharadita de sal y pimienta.

Agregar 1 cucharada de aceite de oliva en la bandeja y agitar para untar.

Colocar el cerdo en la bandeja.

Asar a 220°C por 20 minutos o hasta que un termómetro insertado en la porción más gruesa de cerdo registre 75°C, darle la vuelta después de 10 minutos.

Retirar el cerdo de la bandeja y dejar reposar 10 minutos.

Colocar la bandeja de hornear a fuego medio-alto.

Añadir el aceite restante a la bandeja; agitar para untar.

Añadir los champiñones, saltear 4 minutos, revolviendo de vez en cuando.

Agregar el ajo y saltear 1 minuto, moviendo constantemente.

Agregar el vinagre y llevar a ebullición, raspando la bandeja para soltar lo que se pegue.

Cocinar 1 minuto o hasta que el líquido casi se evapore, revolviendo de vez en cuando.

Añadir el resto de la sal y el caldo, llevar a ebullición.

Cocinar hasta que el líquido se reduzca a 1/3 de taza (unos 7 minutos).

Retirar del fuego y añadir la crema agria y la mostaza.

Cortar el cerdo transversalmente en tiras.

Colocar 3 onzas de carne de cerdo en 4 platos y encima de cada porción colocar aproximadamente 2 ½ cucharadas de salsa.

Decorar con perejil.

Calabaza Salteada con Semillas de Girasol

2 cucharadas de aceite de oliva extra virgen

6 dientes de ajo, picados

1 cucharadita de escamas de pimienta roja

3 libras de calabazas frescas surtidas

(como calabacines, amarilla, y otras), finamente

cortadas en rodajas

½ cucharadita de sal

1 taza de semillas de girasol

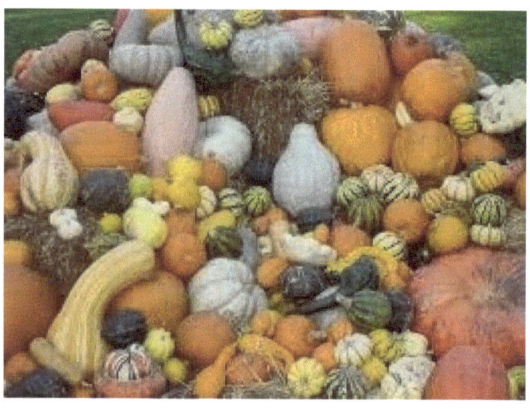

En una sartén grande a fuego medio, mezclar el aceite, ajo
y las escamas de pimienta.

Cocinar, revolviendo de vez en cuando, durante 2 a 3
minutos, o hasta que el ajo empiece a dorarse.

Añadir la calabaza y la sal.

Revolver para recubrir.

Cubrir, reducir el calor a medio-bajo y cocinar durante 30 minutos, revolviendo ocasionalmente, hasta que la calabaza empiece a romperse.

Destapar la cacerola y subir el fuego a medio.

Cocinar de 10 a 12 minutos más o hasta que el líquido casi haya desaparecido.

Dividir uniformemente en 8 platos, espolvorear las semillas de girasol.

Espárragos Asados con Nueces de Brasil

900 gramos de espárragos, cortados

3 cucharadas de aceite de oliva, dividido

1 taza de nueces de Brasil (unos 80 gramos), tostadas, picadas

3 cucharadas de vino blanco seco

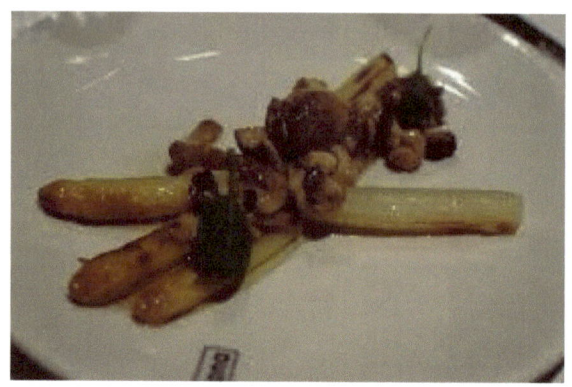

Precalentar el horno a 180°C.

Rociar una bandeja para hornear con aceite.

Saltear los espárragos con 2 cucharadas aceite de oliva en la bandeja de hornear preparada.

Espolvorear con sal y pimienta.

Asar hasta que los espárragos estén tiernos, unos 15 minutos.

(Se pueden preparar 3 horas antes y dejar reposar a temperatura ambiente.)

Calentar 1 cucharada de aceite en una sartén grande a fuego medio-alto.

Añadir los espárragos, nueces y el vino.

Mezclar hasta que los espárragos estén calientes, unos 3 minutos.

Sazonar, si lo desea, con sal y pimienta al gusto.

Vieiras con Salsa de Mantequilla Ajo y Perejil

4 rebanadas gruesas de pan, tostado

2 cucharadas de mantequilla

1 ½ cucharadas de aceite de oliva

750 gramos de vieiras frescas o congeladas, descongeladas, enjuagadas y secadas cuidadosamente.

4 dientes de ajo, picados

½ cucharadas de vino blanco

2 cucharadas de zumo de limón

¼ taza de perejil de hoja plana fresco picado

4 cucharadas de mantequilla refrigerada, cortada en cubos

1 pizca de pimienta de cayena

Sal y pimienta negra, al gusto

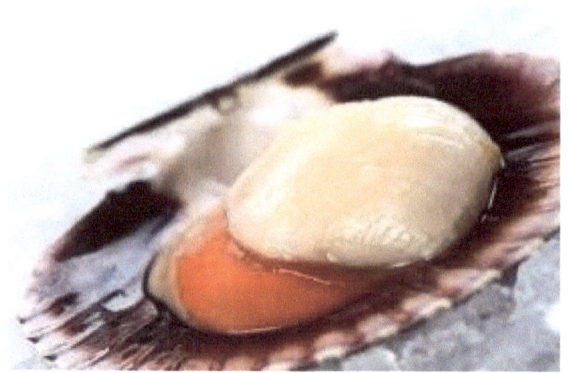

Esparcir ½ cucharada de mantequilla en cada uno de los lados del pan tostado.

Reservar.

Calentar el aceite de oliva en una sartén a fuego alto.

Cuando el aceite comienza a fumar, colocar las vieiras.

Cocinar durante 30 segundos sin revolver.

Mover las vieiras en la sartén y agregar el ajo.

Cocinar hasta dorarse, unos 30 segundos.

Añadir el vino y el zumo de limón en las vieiras, llevar a ebullición y dejar cocer durante unos 30 segundos.

Mezclar el perejil y la mantequilla fría en las vieiras y retirar del fuego.

Cuando se derrita la mantequilla, añadir la sal, pimienta negra y pimienta de Cayena.

Colocar las vieiras sobre las tostadas con mantequilla y servir inmediatamente.

Tacos de Gambas con Cilantro y Lima

3/4 libra de gambas medianas, peladas, sin venas
y cocidas

1 (350 gramos) lata de frijoles negros,
enjuagados y escurridos

¼ taza de cebolleta picada

1 taza de dados de aguacate

¼ cucharadita de pimienta negra recién molida

½ taza de salsa verde embotellada

¼ taza de cilantro fresco picado

2 cucharadas de jugo de limón natural

8 tortitas

1 ¼ tazas de pimiento rojo, cortado en tiras
(aproximadamente 1 pimiento)

Rodajas de limón, para servir

Cilantro fresco picado, para decorar

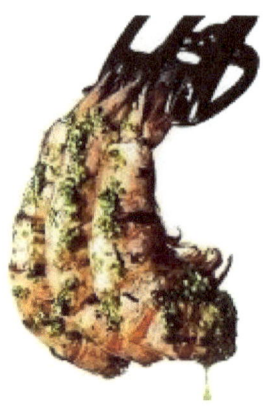

Mezclar las gambas, los frijoles, los cebollines y el aguacate.

Sazonar con pimienta.

En un recipiente aparte, mezclar la salsa, cilantro y jugo de limón.

Mezclar la mezcla de gambas con la ¼ taza de salsa.

Colocar las tortitas en un plato apto para microondas, de 2 en 2.

Colocar una toalla de papel húmeda sobre las tortitas y microondas a temperatura ALTA por 30 segundos.

Colocar 3 o 4 tiras de pimiento en el centro de cada tortita.

Cubrir con ½ taza de la mezcla de gambas y frijoles.

Salsear con 1 cucharada de la mezcla de salsa verde cada taco.

Servir con rodajas de limón y cilantro.

Guisado de Cordero

1 paletilla de cordero de unos 600 gramos, cortada en cubos grandes

2 vasos de vino tinto

2 cucharadas de mantequilla

1 cucharada de pasta de tomate

2–3 dientes de ajo, pelados y picados

1 cebolla mediana picada

1 hoja de laurel

6 hojas de apio picado, sin tallo

1 (350 gramos) lata de garbanzos cocidos, escurridos

1 patata grande, pelada y picada

1 zanahoria grande, pelada y picada

2–3 tazas de caldo de carne o agua

Sal marina y pimienta negra recién molida, al gusto

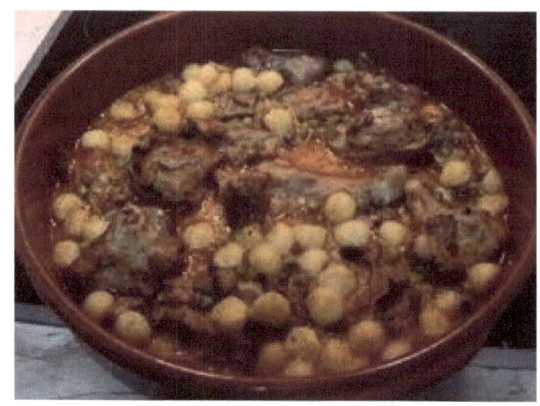

Dejar marinar el cordero en el vino tinto durante 24
horas.

Esto ayuda a ablandar la carne y dar sabor.

Retirar las piezas de la marinada y secarlas con papel de
cocina.

Calentar una sartén grande con una cucharada de aceite y
dorar el cordero por todos los lados (unos 3 minutos).

Sazonar con sal y pimienta, al gusto.

Mientras el cordero se dora, calentar una cazuela grande
con el aceite restante y saltear la cebolla, el ajo y la pasta
de tomate por un par de minutos.

Después añadir los trozos de cordero dorados.

Colocar en la sartén una taza de caldo o agua y después
de dar un hervor añadir el líquido a la cazuela.

Verter el caldo restante o el agua sobre el cordero y dejar a fuego lento.

Añadir la hoja de laurel y cubrir parcialmente con una tapa.

Cocinar a fuego lento durante 1 ½ horas.

Si el líquido del guisado está demasiado bajo, añadir más agua o caldo.

Debe tener suficiente líquido para cubrir la carne.

En este punto, probar los condimentos y si es necesario agregar más sal y pimienta al gusto.

También se deben añadir los ingredientes restantes y continuar cocinando a fuego lento por otros 30-45 minutos.

El plato está listo cuando el cordero esté tierno.

Postres

Recuerde que el azúcar está en la lista de elementos a evitar. Sin embargo, ocasionalmente puede disfrutar de un postre con un poco de azúcar, sin exagerar con la cantidad.

Galletas de Plátano y Semillas de Girasol

3 bananas/plátanos maduros triturados

½ cucharadita de aceite de canola

½ taza de azúcar

2 tazas de harina blanca sin bromo

1 taza de semillas de girasol

1 cucharadita de levadura en polvo

1 cucharadita de bicarbonato de sodio

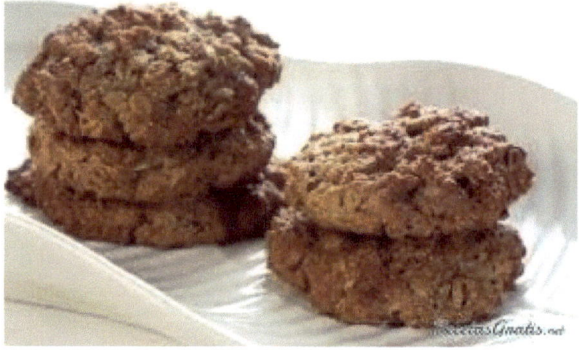

Precalentar el horno a 180°C.

Cubrir una bandeja para hornear con spray de cocina.

En un recipiente grande, usar una batidora eléctrica a velocidad media para batir juntos el plátano, el aceite y el azúcar, durante 1 minuto.

En otro recipiente, mezclar la harina con las semillas de girasol, polvo de hornear y bicarbonato de sodio.

Añadir la mezcla de harina a la mezcla de plátano.

Mezclar bien para integrar.

Enfriar en el refrigerador durante 30 minutos.

Colocar cucharadas de la masa sobre la bandeja para hornear, colocadas separadas entre sí unos 5 cm.

Hornear durante 10 minutos, o hasta que los bordes estén dorados.

Galletas de Chocolate Negro y Nueces

5 cucharadas de mantequilla

¼ taza de azúcar moreno

¼ taza de azúcar blanco

1 huevo

1 cucharadita de extracto de vainilla

¾ taza de harina de trigo integral

½ cucharadita de bicarbonato de sodio

½ cucharadita de canela

¼ cucharadita de sal

1,5 taza de avena seca

⅓ taza de nueces picadas

⅓ de chocolate negro, en trozos

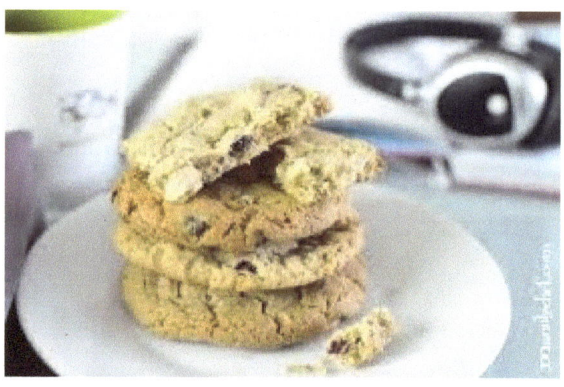

Precalentar el horno a 170 grados.

En una batidora, batir la mantequilla y el azúcar hasta que quede cremoso.

Añadir el huevo y el extracto de vainilla, mezclar para integrar.

En un tazón mediano, tamizar juntos la harina de trigo integral, bicarbonato, canela, sal y avena.

Añadir la mezcla seca a la mantequilla y el azúcar, mezclar hasta que esté integrado.

Añadir las nueces y el chocolate negro, mezclar hasta incorporar.

Medir aproximadamente 1 cucharada de masa para cada una de las galletas y colocar sobre el papel de hornear en la rejilla del horno.

Cocinar por 8 minutos.

¡No las cocine demasiado!

Se terminarán de cocinar fuera del horno.

Semillas de Calabaza Especiadas

1 ½ cucharadas de mantequilla derretida

½ cucharadita de sal

1/8 cucharadita de sal de ajo

2 cucharadas de salsa Worcestershire

2 tazas de semillas de calabaza crudas

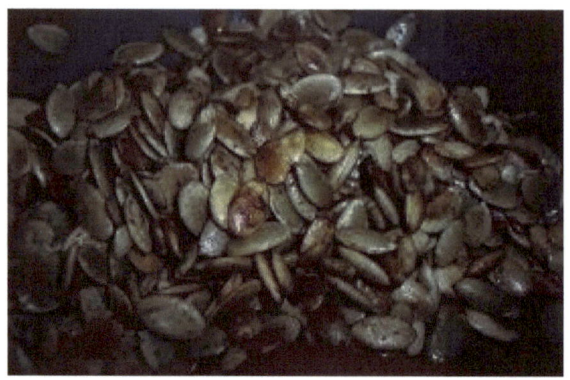

Precalentar el horno a 135°C.

Mezclar la margarina, sal, sal de ajo, salsa inglesa y las semillas de calabaza.

Mezclar bien y colocar en un molde para hornear poco profundo.

Cocinar por 1 hora, moviendo de vez en cuando.

Pan de Semilla de Lino y Plátano

½ taza de semillas de lino (para triturar)

3 bananas/plátanos maduros triturados

¼ taza de aceite vegetal

½ taza de azúcar blanco

2 huevos

1½ tazas de harina sin bromo

½ cucharadita de levadura en polvo

½ cucharadita de bicarbonato de sodio

½ cucharadita de sal

¼ taza de semillas de lino

½ taza de dátiles picados

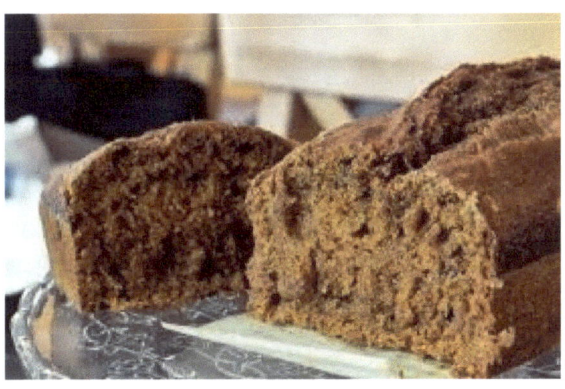

Precalentar el horno a 175°C.

Engrasar ligeramente un molde de 20x10 cm, aprox.

Usar un molinillo de café o el procesador de alimentos para picar 1/2 taza de semillas de lino y reservar.

En un tazón grande, batir los plátanos, aceite, azúcar y huevos.

En un recipiente aparte, mezclar la harina, la levadura, el bicarbonato, la sal, las semillas de lino molidas y ¼ de taza de semilla de lino entera.

Añadir poco a poco la mezcla de harina en la mezcla de plátano.

Incorporar los dátiles.

Colocar la masa en el molde preparado.

Hornear, en el horno precalentado, durante 55 o 60 minutos, o hasta que un palillo insertado en el pan salga limpio.

Brownies de Calabacín y Chocolate Negro

1 taza de harina integral

1/3 taza Cacao para hornear

1 ¼ cucharadita de bicarbonato de sodio

½ cucharadita de sal gruesa

1 taza de trozos o perlas de Chocolate Negro

¼ taza de aceite vegetal

½ taza de azúcar moreno light

½ taza de azúcar

2 claras de huevos grandes

1 cucharadita de extracto de vainilla

1 ½ tazas de calabacín rallado

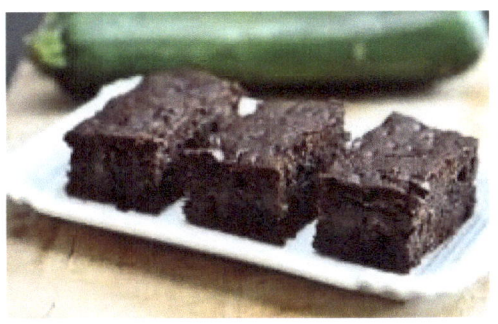

Precalentar el horno a 180°.

Preparar un molde cuadrado de unos 22 cm con papel de aluminio para hornear.

Mezclar en tazón mediano la harina, el cacao, el bicarbonato de sodio y la sal.

Derretir 3/4 de taza del chocolate negro en un tazón grande apto para microondas, a alta potencia (100%) durante 1 minuto; revolver hasta que quede cremoso. Dejar enfriar un poco.

Agregar el aceite, azúcar morena, azúcar, claras de huevo y extracto de vainilla.

Agregar a la mezcla de harina; incorporar el calabacín.

Colocar en el molde preparado.

Espolvorear con el ¼ de taza restante de trozos de chocolate, sobre la parte superior.

Hornear durante 30 minutos o hasta que un palillo insertado en el centro salga ligeramente pegajoso.

Dejar enfriar completamente en la bandeja o sobre una rejilla.

Retirar los brownies del molde; cortar en 16 cuadrados.

Se pueden guardar en un recipiente hermético, por un máximo de 5 días.

Conclusión

No me gusta subir las expectativas, ya que creo que es mejor verlo en primera persona, pero; te aseguro que con estas recetas verás mejoras en los síntomas en tan sólo unos días o pocas semanas.

Los grandes cambios los verás en tan sólo unos meses.

Finalmente llegarás al punto donde no te sentirás incómodo ni tendrás ningún problema, incluso si no estás tomando suplementos, esto ya sucede después de varios meses con la dieta apropiada.

Recuerda que aun así debes intentar seguir tomando suplementos y alimentándote bien, ya que la deficiencia de ciertos nutrientes es la principal causa de la mayoría de los problemas de salud que existen.

Limitación de Responsabilidad

El autor no asume responsabilidad alguna por errores, omisiones o interpretación contraria de la materia de este libro.

Tenga en cuenta que las directrices o recomendaciones aquí presentes no sustituyen totalmente los consejos médicos. Usted acepta que hace uso de parte o de toda la información de este libro por su cuenta y riesgo. El autor no será responsable por cualquier daño que pueda resultar siguiendo los consejos dados en este libro.

¡Si se está medicando o tiene dudas sobre los consejos dados aquí, consulte a su médico sin demora!

www.ingramcontent.com/pod-product-compliance
Lightning Source LLC
Chambersburg PA
CBHW040320010626
45792CB00024B/2079